DE LA GLANDE

MAMMAIRE,

Par le docteur LEBERT.

PARIS,

MOQUET, ÉDITEUR DES BULLETINS DE LA SOCIÉTÉ ANATOMIQUE,

90, rue de la Harpe.

1850

DE L'HYPERTROPHIE PARTIELLE

DE LA GLANDE

MAMMAIRE,

Par le docteur LEBERT.

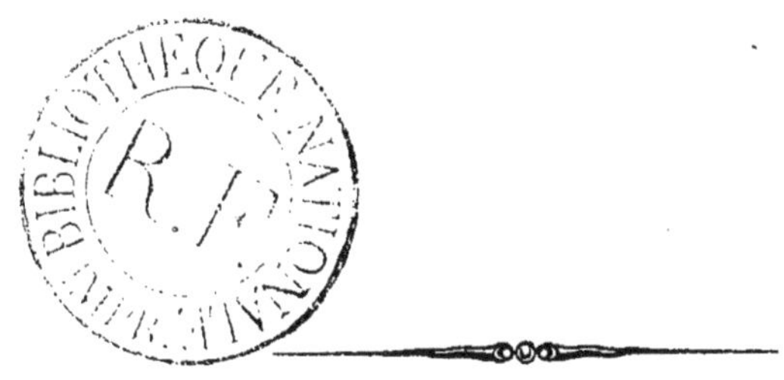

PARIS,

MOQUET, ÉDITEUR DES BULLETINS DE LA SOCIÉTÉ
ANATOMIQUE,

90, rue de la Harpe.

1850

Paris. — Imp. de MOQUET, r. de la Harpe 90

DE L'HYPERTROPHIE PARTIELLE

DE LA

GLANDE MAMMAIRE.

On sait combien le cancer du sein est grave dans sa
nature, fâcheux dans son issue, et peu modifiable dans
sa marche par les secours de la médecine et de la chirurgie. Nous avons à parler, dans les pages suivantes,
d'autres tumeurs du sein qui, encore souvent con-
fondues avec le cancer, en diffèrent cependant bien
notablement tant par leur composition anatomique que
par leur marche clinique et leur inocuité, aussi bien
démontrée que leur curabilité. Evidemment les hommes
qui ont le plus chaleureusement plaidé en faveur de l'opération du cancer du sein, n'ont souvent extirpé que des
hypertrophies partielles de la mamelle, croyant avoir
affaire à un cancer, erreur que nous avons vu mainte
et mainte fois commettre par les premiers chirurgiens
des hôpitaux de Paris.

Les tentatives qu'on a faites d'un autre côté pour
séparer ce genre de tumeurs de celles qui sont vraiment
cancéreuses, ont été tout à fait infructueuses, parce
qu'on a manqué de précision à la fois dans leur description anatomique et dans leur étude clinique.

L'hypertrophie générale de la mamelle est connue depuis longtemps, mais, comme elle est rare, comme elle est
généralement au-dessus des ressources de l'art lorsqu'elle

est étendue, tandis qu'elle est presque sans inconvénient, lorsqu'elle n'a pas de grandes dimensions, sa connaissance est bien moins importante que celle de l'*hypertrophie partielle.*

C'est à cette dernière affection qu'appartiennent la plupart des tumeurs décrites par M. Cruveilhier sous le nom de corps fibreux de la mamelle ; par M. Velpeau sous le nom de tumeurs fibrineuses et sous celui d'adénoïdes ; par Abernethy, sous le nom de mammary-sarcoma ; par sir A. Cooper, comme tumeurs mammaires chroniques ; par Muller, sous le nom de cysto-sarcoma. Il faut de plus rapporter à cette catégorie une partie des tumeurs décrites par les auteurs anglais, sous le nom de *tumor mammæ hydatides,* sous le nom de mamelle irritable. Malgré ces indications, ces auteurs ne nous ont point tracé de description complète et juste de cette maladie. Celui qui l'a le mieux décrite, est sans contredit A. Cooper, mais encore résulte-t-il de la lecture de son travail qu'il n'a fait sa description que d'après des cas particuliers, qu'il a négligé plusieurs des types sous lesquels cette tumeur peut se montrer et se développer, et qu'il n'en a point reconnu la véritable nature. Mes premières observations sur ce point remontent à l'hiver de 1842. C'est à l'occasion d'une polémique. que j'ai publié une de mes premières observations sur ce point dans la Gazette nédicale, au commencement de 1845 ; dans la même année, j'ai donné, dans ma physiologie pathologique, la pathogénie de cette affection, accompagnée de plusieurs observations. Plus tard, en 1846, j'ai inséré un mémoire sur les tumeurs du sein, dans un journal de médecine publié à Zurich, et l'hypertrophie partielle de la mamelle y est, pour la première fois, décrite d'une manière précise. Enfin, en 1848, j'en ai tracé une description plus complète dans un volume de mémoires de chirurgie et de physiologie pathologique, que j'ai publié à Berlin.

Aujourd'hui je suis bien plus à même encore d'indiquer les principaux caractères de cette maladie, si importante à connaître, ayant pu réunir 30 observations détaillées dont la moitié, à peu près, ont été recueillies à l'hôpital de la Charité, dans le service de M. Velpeau, auquel je ne saurais jamais assez témoigner toute ma gratitude pour les nombreuses pièces qu'il a bien voulu mettre à ma disposition. Les autres faits recueillis proviennent de divers hôpitaux de Paris et de ma pratique particulière. Sans avoir la prétention de croire ce nombre suffisant pour tracer l'histoire complète de cette maladie, ces faits nous ont cependant offert l'occasion d'étudier les principales variétés anatomiques et cliniques que cette affection peut offrir, et de plus notre description, toute documentale, pourra servir de point de départ aux observateurs futurs, qui y trouveront une certaine garantie pour la justesse du diagnostic, dans l'examen microscopique fait de toutes celles de ces tumeurs qui ont été décrites.

§ 1ᵉʳ.

Anatomie pathologique de l'hypertrophie partielle de la mamelle.

Nous rappellerons, avant tout, les principaux caractères de la glande mammaire à l'état normal. La mamelle, entourée d'une couche assez notable de tissu adipeux, se compose de 18 à 20 lobes principaux, qui, extérieurement, sont recouverts par une couche de tissu fibrillaire assez condensé pour délimiter la glande sous forme d'une disque rond, aplati et légèrement bosselé à sa surface. Cette couche de tissu fibrillaire se continue dans l'interieur de la glande de façon à former une véritable charpente autour des lobes et lobules du tissu glandulaire. Chaque lobe principal donne naissance à un conduit galactophore élargi sous forme d'ampoule près de l'auréole, et rétréci de nouveau dans le mamelon, qni réunit ce faisceau de conduits et dont les ouvertures extérieures donnent issue au lait. Les conduits et les lobes se subdivisent en secondaires et tertiaires, et c'est ainsi qu'on arrive à l'élément glandulaire primitif, bien appréciable seulement, à l'état normal, vers la fin de la gestation et pendant l'allaitement, et qui se compose de petites vésicules en moyenne d'1/20 à 1/10 de millimètre, pouvant atteindre cependant 1/6 et au delà, et offrant une extrémité allongée et arrondie. Les lobules terminaux se composent d'une membrane propre anhyste et d'une couche épithéliale qui en revêt la face interne, et dont les cellules ont une paroi pâle de $0^m,^m01$ à $0^m,^m012$. Elles contiennent un noyau rond ou ovoïde de $0^m,^m005$ à $0^m,^m0075$, et renfermant 1 à 2 nucléoles punctiformes. Les nerfs de la glande suivent la distribution lobulaire, sans arriver cependant aux lobules primitifs, tandis que les vaisseaux se distribuent bien à ceux-ci; les capilaires affectent la forme d'anses terminales, s'anastomosant les uns avec les autres et suivant les contours du lobe, ou ils forment des vaisseaux plus droits qui se subdivisent jusqu'à l'extrémité du cul-de-sac glandulaire. Nous n'avons pas fait de recherches sur la distribution des vaisseaux lymphatiques par rapport aux éléments primitifs de la glande.

La glande lactifére est donc, en somme, une glande lobée en forme de grappe, disposée dans une charpente fibreuse, entourée d'une couche de tissu fibrillaire, qui adhère lui-même au tissu adipeux ambiant; elle est composée de lobules glandulaires primitifs, et revêtue, dans son intérieur, d'une couche d'épithelium dont la forme et les dimensions offrent un cachet particulier.

Passons maintenant à l'anatomie pathologique.

Tout en présentant des caractères généraux et communs, nous devons cependant, dès à présent, signaler les principales variétés que peuvent affecter ces tumeurs. L'hypertrophie peut porter essentiellement sur les lobules de la glande, ce qui lui donne une forme grenue; lorsqu'elle occupe de préférence les lobes, elle est plus largement lobulée; porte-t-elle à la fois sur l'élément glandulaire et la portion fibreuse, son aspect devient plus homogène; lorsqu'elle affecte de préférence le tissu fibreux, à l'exclusion de l'élément glandulaire, l'aspect du tissu peut aller jusqu'à celui du tissu fibro-colloïde. L'hypertrophie enfin peut être compliquée de l'existence de kystes clos et de kystes interstitiels ou lacuneux. Sur 30 tumeurs de ce genre, 10 affectaient le tissu glandulaire avec hypertrophie simultanée de la charpente fibreuse et développement surtout des lobules primitifs; 8 fois l'hypertrophie portait plutôt sur les lobes et lobules, mais moins sur les lobules terminaux, avec hypertrophie également de la charpente fibreuse; deux fois celle-ci était tellement hypertrophiée que la substance glanduleuse proprement dite avait par places complètement disparu; 10 fois enfin, c'est à dire, dans un tiers des cas, nous avons rencontré simultanément l'hypertrophie et la formation kysteuse avec ses diverses variétés.

Les tumeurs constituées par l'hypertrophie partielle de la mamelle sont ordinairement situées à la circonférence externe et n'occupent la région du sein tout entière, que lorsqu'elles ont acquis un développement considérable, ou lorsque des kystes existent dans leur intérieur; mais ordinairement on trouve alors la partie non hypertrophiée de la mamelle, aplatie à la face antérieure ou postérieure de la tumeur. Elles sont généralement peu adhérentes au tissu qui les entoure. Nous n'avons jamais rencontré d'adhérences avec le muscle pectoral, et, dans un di-

xième des cas seulement, avec le mamelon, lorsque la
maladie avait duré depuis longtemps, acquis des dimensions notables ou renfermait des kystes volumineux. Une
enveloppe celluleuse délimite ordinairement la tumeur
d'une manière nette en dehors. Quant à ses connexions
avec la glande, il est presque impossible de les détermi-
ner rigoureusement, vu qu'on n'enlève que la tumeur et
qu'on laisse le reste. Cependant une dissection soignée des
portions enlevées démontre plus souvent ces connexions
qu'on ne supposerait au premier aspect. La mobilité et l'in-
dépendance apparente de ces tumeurs de tout le reste de la
glande qu'il n'est pas très rare de constater, n'a du reste rien
de surprenant lorsqu'on pense qu'une tumeur du volume
d'une noisette, d'une noix, et au delà, qui est constituée par
l'hypertrophie d'une portion primitivement minime de la
glande, peut ne plus être unie au tissu de celle-ci que par
un conduit d'un quart ou d'un demi-millimètre de ca-
libre. Le volume de ces tumeurs varie entre celui d'une
noisette, d'une noix, d'un petit œuf, lorsque l'hypertrophie est surtout lobuleuse; mais elle peut acquérir des
dimensions beaucoup plus considérables, celle d'un ou de
deux poings, le poids même de plusieurs livres, lorsque
l'hypertrophie est lobaire, fibro-colloïde ou accompagnée
de kystes. Nous avons deux fois pu suivre la répartition
de filets nerveux aux lobes de ces tumeurs, et une fois
même ils étaient hypertrophiés. Ces engorgements sont
ordinairement d'une bonne consistance élastique, assez
résistants, grenus ou lobulés à la surface et dans l'intérieur, plus homogènes cependant lorsque la charpente fibreuse est plus développée. En prenant dans ces cas des
tranches minces, et en les regardant par transparence, on
peut encore constater l'existence de petits lobules granuleux au milieu de ce tissu fibroïde. En comprimant la
substance hypertrophique, on n'en fait point sourdre de

suc trouble comme dans les cancers; parfois l'amas de très petits lobules ou celui de matières grasses renfermées dans les vésicules, peut ressembler au suc cancéreux; mais, en poussant plus loin l'examen, on parvient toujours à les distinguer.

Quelquefois, lorsque le tissu a le caractère fibro-colloïde, il en sort un suc jaunâtre, transparent et comme synovial. Il n'est pas rare, et nous en indiquerons plus loin la proportion, de rencontrer plusieurs de ces tumeurs dans l'un ou les deux seins, avec un état général parfait, tandis que les tumeurs multiples du sein, dans le cancer, ne se rencontrent que dans les cas d'une infection avancée.

Lorsque la tumeur occupe de préférence l'élément glandulaire, elle offre un aspect tout à fait granuleux avec le cachet propre au tissu glandulaire en général. La teinte varie alors du blanc jaunâtre au jaune rosé, et peut aller jusqu'au violet, s'il y a une forte hypérémie; quelques lobules présentent une teinte jaune terne ou jaune d'ambre, lorsqu'ils sont le siége d'une infiltration graisseuse, et si on ouvre ces lobules, on fait sortir leur contenu, qui forme comme de petits vermisseaux d'un blanc jaunâtre. Il est plus rare de rencontrer dans ces lobules un contenu hémorrhagique. Lorsque la charpente fibreuse est en même temps hypertrophiée, le tissu est moins franchement grenu. Les lobules primitifs peuvent atteindre par l'hypertrophie un ou plusieurs millimètres, et on rechercherait vainement alors, à l'examen microscopique, ces petits culs-de-sac glandulaires que l'on aperçoit si bien dans d'autres circonstances, et que l'on voit bien alors à l'œil nu ou à la loupe.

Il arrive que les lobes secondaires s'hypertrophient d'une telle façon, que les lobes tertiaires et terminaux disparaissent complètement. C'est alors que la tumeur prend la forme d'un disque bombé ou lobulé. Nous avons vu une tumeur de ce genre atteindre le volume et la forme d'un cerveau d'adulte, les intervalles entre les lobes ressemblant aux circonvolutions ; les lobes eux mêmes paraissaient, dans ce cas, avoir subi une transformation fibro-colloïde.

Lorsque le tissu fibro-celluleux devient le siége principal du travail hypertrophique ou s'accompagne par places du même travail dans le tissu glandulaire, la tumeur prend aussi des dimensions assez notables, et elle offre à la coupe un tissu fibro-gélatineux, généralement peu vasculaire ou offrant par places seulement une vascularité dense qui ressemble, au premier aspect, à des épanchements sanguins. Cette substance est généralement infiltrée d'un suc transparent et gluant qui se trouve aussi dans de nombreuses lacunes, dont des portions entières de ces tumeurs sont parsemées.

Les kystes qui se trouvent, dans un tiers des cas, dans l'hypertrophie partielle de la mamelle, méritent de fixer tout particulièrement notre attention. Nous les distiuguons avant tout des kystes hydatifères. Quant aux kystes séreux, nous ignorons jusqu'à quel point ils ont du rapport avec la dilatation des éléments normaux de la glande. Les kystes remplis de matière crémeuse ou butyreuse que l'on voit survenir quelquefois, un certain temps après l'accouchement, s'accompagnent également, d'après deux faits de ce genre que nous avons eu occasion d'observer, d'un travail hypertrophique. Tous ces kystes peuvent se diviser en deux grandes catégories, les kystes clos et les kystes lacuneux, suivant qu'ils sont formés par la dilatation des cavités normales de la glande, ou creusés dans l'épaisseur de son squelette fibreux.

Nous avons vu les kystes *clos* atteindre le volume d'une noix, d'un œuf de dinde et au delà ; et c'est dans ces circonstances qu'entourés d'une portion hypertrophique de la mamelle, ils ont produit une distension de la peau qui les recouvrait, avec injection vasculaire assez vive et rétraction apparente du mamelon, caractères qui, dans un cas, ont simulé ceux de l'encéphaloïde. La dissection de la pièce nous a montré plus tard que le mamelon était parfaitement sain et simplement caché et enfoncé au milieu des parties bombées autour de lui. On est quelquefois assez heureux pour pouvoir reconnaître l'épithélium de la glande mammaire sur la paroi interne de ces kystes, d'autres fois les cellules de cet épithélium sont fortement altérées par imbibition et par diffusion. Le contenu des kystes est tantôt transparent et gluant, tirant un peu sur le jaune, tantôt d'un rouge brun couleur de chocolat; ce qui tient à des épanchements sanguins Plus rarement, lorsque l'hypertrophie s'est formée à l'époque de la lactation, les lobes sont infiltrés d'une matière crémeuse, dans laquelle le microscope et l'analyse chimique démontrent la présence des éléments du lait; nous avons de plus observé des kystes plus petits, entre le volume d'une lentille et d'un haricot, qui présentaient encore l'aspect lobulé, et dont l'intérieur était rempli d'une matière butyreuse. Parmi les matières grasses qui se rencontrent dans ces divers kystes, il faut mentionner avant tout la cholestérine. Les kystes clos peuvent être simples ou multiloculaires; la poche principale conduit alors dans des petites poches secondaires.

Les kystes *lacuneux* sont ordinairement multiples, beaucoup plus petits que ceux que nous venons de décrire; ils varient entre le volume d'une lentille et celui d'une petite noisette, et se trouvent limités par la charpente fibreuse de la glande; ils peuvent communiquer les uns avec les autres; il en résulte des cavités irrégulières, indépendantes des conduits galactophores et des culs-de-sacs glandulaires. Le liquide qui les remplit est jaunâtre et gluant, quelquefois plutôt brun et poisseux.

Nous avons observé une fois une dernière variété des kystes; c'était nne véritable condensation du tissu fibro-celluleux qui à l'état normal sépare les lobules; il formait des espaces clos dans lesquels on pouvait reconnaître des lobes de tissu glandulaire hypertrophié et très vascularisé, tenant par des filaments à la surface interne de cette paroi kysteuse.

Examen microscopique.

Nous avons vu si souvent méconnaître la nature de ces tumeurs qu'il est essentiel d'apprécier les différences qui, à l'examen microscopique, peuvent à peu près constamment les faire distinguer des tumeurs cancéreuses. Bien fréquemment on y constate, avec de faibles grossissements, de 20 à 40 diamètres, la présence des éléments primitifs du tissu glandulaire, les culs-de-sac terminaux, isolés ou réunis par groupes de 2 ou 3, quelquefois en forme de grappe ou de feuille de chêne. Leur forme est généralement arrondie et ovoïde, quelquefois pointue en forme de lancette, d'autres fois légèrement échancrée au fond. Nous avons vu leur largeur varier en moyenne entre $1/6$ et $1/12$ de millimètre. Ordinairement la membrane anhyste qui délimite extérieurement ces lobules primitifs, n'est visible que par ses contours parfaitement nets; mais nous lui avons vu subir deux sortes d'altérations, dont l'une était constituée par un épaississement considérable qui lui donnait une épaisseur de $0^{mm}01$ et au delà, sans que le microscope y fît découvrir aucune structure particulière. L'autre modification est un épaississement fibreux de cette paroi; on voit alors, au milieu de la substance anhyste, un certain nombre de fibres longitudinales s'épanouissant en éventail ou convergeant vers la pointe du lobule, ou s'entrecroisant en divers sens.

L'élément de beaucoup le plus essentiel de ces tumeurs,

est l'épithélium qui revêt la surface interne de ces lobules,
et que l'on rencontre quelquefois en quantité considérables
sans qu'il soit possible de voir les lobules primitifs eux-
mêmes. C'est un épithélium ordinairement arrondi; nous
l'avons cependant vu une fois cunéiforme et une fois cy-
lindrique. Les cellules complètes ont un diamètre de
$0^m,^m01$ à $0^m,^m012$, atteignant exceptionnellement $0_{m},_m015$;
elles sont munies d'un noyau rond ou ovoïde variant entre
$0^m,^m005$ et $0^m,^m0075$; on rencontre un grand nombre de
ces noyaux sans enveloppe. Dans leur intérieur, ils renfer-
ment un ou deux nucléoles tout à fait punctiformes, de
$0^m,^m0012$ à $0^m,^m0015.$ Il est fréquent de voir ces cellules
infiltrées de granules graisseux qui masquent le noyau et
distendent les parois en leur donnant une largeur qui va
jusqu'à $0^m,^m02.$ L'amas de ces globules devenus granuleux
donne aux lobules la teinte jaune terne que nous avons
mentionnée plus haut; on y trouve alors en même temps
des cristaux assez nombreux de cholestérine. On peut
observer tous les degrés intermédiaires entre une simple
expansion membraneuse d'épithélium, dans l'intérieur des
lobules, et un amas si considérable, que les lobes en sont
complètement remplis et distendus. D'autres fois, au contraire, l'épaississement fibreux de la paroi lobulaire devient tel, que l'épithélium disparaît à peu près.

Les éléments fibreux ou fibro-gélatineux de l'hypertrophie de la charpente fibreuse de la glande sont quelquefois
disposés d'une manière concentrique autour des lobes et
lobules; d'autres fois ils ont fait disparaître ceux-ci en
majorité, et on ne reconnaît alors qu'un feutrage de fibres
entremêlées d'éléments fibro-plastiques et de cellules
adipeuses. Le tissu fibro-gélatineux montre une prédo-
minance marquée des éléments fibro-plastiques et d'un
tissu anhyste demi-transparent.

Le contenu des kystes enfin montre, à l'examen microscopique, ou des épithéliums altérés, ou des globules sanguins blancs et rouges, tantôt déformés, tantôt infiltrés de granules. Les paillettes brillantes que l'on y aperçoit à l'œil nu, sont formées par des cristaux de cholestérine.

§ 2.

Pathologie de l'Hypertrophie partielle de la mamelle.

A. *Symptômes.*

Le début de cette maladie est ordinairement latent, et les malades ne s'aperçoivent le plus souvent que d'une manière accidentelle d'une petite tumeur mammaire, qui alors présente tout au plus le volume d'une noisette ou d'une amande, et offre un grand degré de mobilité.

Cependant, tout en étant roulante sous le doigt, cette tumeur est attenante à la glande et on ne peut pas la déplacer bien loin. Elle est située à la circonférence de la glande ; il n'est pas rare d'en constater de bonne heure plusieurs dans l'un ou les deux seins. Ce fait s'est présenté dans un cinquième de nos observations. Quoique les malades soient ordinairement impressionnées d'une manière fâcheuse par la découverte de cette tumeur, leur santé reste cependant bonne. La grosseur ne s'accroît que très lentement, excepté lorsque des kystes se forment de bonne heure dans son intérieur. Tout en atteignant successivement un volume plus considérable, celui d'une noix, d'un œuf de poule et au delà, la tumeur reste mobile et ne contracte d'adhérences ni avec les téguments ni avec les parties musculaires profondes. Au toucher, elle offre à travers la peau une surface irrégulière, grenue, comme nodulée ; elle donne quelquefois la sensation que donnerait un paquet de graines de riz. Le palper démontre de plus une consistance élastique assez dure, mais qui ne présente ni la rigidité du squirrhe, ni la mollesse presque fluctuante de l'encéphaloïde. Lors même que des kystes

se développent de bonne heure, et que le sein se dé-
forme, un examen attentif peut le plus souvent cependant fixer le diagnostic. La conservation de la santé générale, l'absence de glandes lymphatiques engorgées tout
autour du sein malade, la sensation d'une fluctuation assez
manifeste, autour de laquelle le toucher reconnaît une substance plus consistante, finement grenue et lobulée,
l'absence d'adhérences avec les parties sous-jacentes, et
au besoin le résultat d'une ponction exploratrice, four-
niront des renseignements fort utiles. Toutefois nous
convenons que des cas peuvent se présenter, dans lesquels
le diagnostic précis avant l'opération n'est pas possible;
mais l'opération une fois pratiquée, toute espèce de doute
peut être levé par l'examen anatomique et microscopique attentif, et le point le plus essentiel, la fixa-
tion du diagnostic, peut alors se faire d'une manière à peu près certaine. Nous avons dit plus haut que
ces tumeurs paraissaient généralement périphériques; il
faut que nous précisions ce point qui n'est pas sans
importance pour le diagnostic. Nous avons noté avec
exactitude la *position* de ces tumeurs chez 25 de nos
malades. Sur ce nombre, 18 fois la position était tout à fait à
la circonférence, tandis que 7 fois elle était plus centrale
et plus étendue. Parmi les positions périphériques, celle
en haut et en dehors est la plus fréquente, nous l'avons
notée 7 fois. 2 fois le côté inférieur et externe, 4 fois la
partie latérale et externe, et 5 fois plusieurs points à la fois
de la circonférence, dont 2 fois dans l'un et 3 fois dans les
deux seins, constituaient le siége de ces grosseurs. Dans
les 7 autres cas la tumeur, plus volumineuse, se rappro-
chait davantage du milieu de la glande, et nous avons pu
constater, soit avant soit surtout après l'opération, l'existence de kystes plus ou moins volumineux, et l'aplatisse-
ment atrophique, pour ainsi dire, de la mamelle, près

ou derrière la portion notablement hypertrophiée de la glande. Les tumeurs solides de ce genre, ne nous ont offert un volume considérable qu'après une longue durée de la maladie et lorsque le tissu fibrillaire avait notablement participé au travail morbide. L'hypertrophie lobulaire donne aussi lieu, ainsi que la transformation fibro-gélatineuse, à des tumeurs de dimensions notables. C'est ainsi que nous avons vu ces tumeurs atteindre le volume d'une tête de fœtus et au delà, et le poids de 2, de 4 et de 6 livres, sans qu'il existât de kystes volumineux. La grande distension des tissus tégumentaires produite alors par ces tumeurs volumineuses, peut y provoquer des adhérences, de la rougeur et même un travail ulcéreux. Cependant la longue durée du mal comme affection purement locale, le retentissement nul ou insignifiant sur les parties environnantes du système lymphatique, l'absence d'adhérences au muscle grand pectoral, éclaireront le chirurgien dans ces cas, comme nous l'avons signalé pour les kystes, avant l'opération; et, s'il était resté des doutes, l'examen attentif des parties enlevées démontrerait la nature non cancéreuse de la tumeur.

La *forme* du sein offre aussi des caractères très importants à connaître. Voici les renseignements précis que nos observations nous fournissent à cet égard. Notée avec détail dans 25 cas, elle a été 18 fois normale, à part une légère saillie ou un aspect un peu bombé à l'endroit où une tumeur qui commençait à être volumineuse, avait son siége; le mamelon était intact pour la coloration, la forme et l'absence d'adhérences. Nous avons trouvé sept fois le sein malade beaucoup plus volumineux que celui de l'autre côté, dont trois fois par suite de kystes volumineux qui en avaient bombé le milieu d'une manière lisse et uniforme; les veines cutanées étaient également plus développées dans ces cas. Chez une seule de ces malades, le mamelon était rétracté. Une fois le sein était très volumineux, uniformément bombé , sans qu'il existât de kystes, mais sans altération aussi du mamelon et de la peau ambiante. Deux fois la peau de la surface était rougie, adhérente même dans un cas à la surface de la tumeur; mais, chez ces deux malades , le mal avait mis douze ans avant d'atteindre des dimensions considérables , ce qui n'avait pas empêché l'état général de rester fort bon, et de laisser les glandes lymphatiques voisines dans une parfaite intégrité. Dans une seule de nos 25 observations , nous avons trouvé le sein largement ulcéré ; mais cet ulcère ne présentait aucun des caractères que nous observons dans le cancer de la mamelle. C'était une tumeur qui pesait près de 6 livres ; en s'étendant elle avait fait disparaître par usure la peau qui la recouvrait , et ce n'est que superficiellement qu'elle était recouverte d'une couche mince de matières purulentes; l'état général était resté bon , aucun ganglion ne s'était engorgé, et l'opération pratiquée il y a 15 mois, n'a été suivie jusqu'à présent ni de récidive, ni d'aucune détérioration de l'ensemble de la santé. En tenant compte de ces détails , il est impossible de ne pas reconnaître une bien grande différence entre les tumeurs que nous décrivons et les tumeurs cancéreuses.

Nous ne trouvons pas de différences moins tranchées lorsque nous analysons ce que nos observations nous apprennent sur les douleurs dans l'hypertrophie partielle de la mamelle. Cherchées avec soin chez 22 malades, elles ont été à peu près nulles pendant toute la durée dans 8 cas, excepté une légère sensation de gêne ou de pesanteur après des excès de fatigue ou de travail. Chez six malades, les douleurs étaient à peu près nulles dans l'intervalle des époques. Mais, à l'approche et pendant la durée de celles-ci, ces femmes éprouvaient dans le

2

sein malade un sentiment de plénitude , de tension, allant même jusqu'à une gêne, parfois douloureuse, et s'irradiant volontiers du côté du bras correspondant. Deux malades éprouvaient de temps en temps des douleurs lancinantes; chez l'une d'elles, les douleurs ont été vives et fréquentes pendant quelque temps, puis elles ont cessé tout à fait. Chez deux autres , il y avait de temps en temps des douleurs vives , d'autres fois une sensation vague de malaise, habituellement un sentiment de plénitude et de tension aux époques et de loin en loin un engourdissement pénible dans le bras du côté malade; mais toutes ces diverses sensations cessaient souvent pendant plusieurs semaines. Dans trois cas, les douleurs, après avoir été rares et peu notables, devinrent vives et continues, ce qui, chez une de ces femmes, tenait au développement rapide d'un kyste volumineux, tandis que, chez les deux autres, les douleurs, nulles pendant onze ans, ne s'étaient développées avec intensité, que pendant la dernière année qui avait précédé l'opération. L'examen anatomique des pièces démontra dans l'une, un travail phlegmasique de toute la superficie, et, dans l'autre, de nombreux nerfs hypertrophiés se rendant aux lobes de la tumeur. Chez l'une et l'autre de ces femmes, l'opération a été suivie d'un bon succès; du reste, malgré les souffrances, la santé générale ne s'était jamais dérangée. Dans un dernier cas enfin, pour lequel nous avons pratiqué l'amputation , au commencement de cette année, les douleurs étaient surtout vives de huit à dix jours après chaque époque menstruelle , et persistaient pendant cinq à six jours.

Si la participation du système lymphatique est généralement nulle ou peu considérable dans la maladie qui nous occupe ici, il est bon cependant de noter que trois fois sur nos trente observations nous avons trouvé un petit ganglion engorgé dans l'aisselle ; mais la tumeur du sein ayant été extirpée, cet engorgement a disparu de lui-même. Une fois nous avons observé une inflammation superficielle des vaisseaux lymphatiques de la région mammaire et axillaire du côté malade, irritation que nous avons fait disparaître promptement par des émissions sanguines , des bains, et l'emploi intérieur et externe des iodures.

Nous avons enfin à signaler d'une manière nette et précise un fait déjà mentionné plusieurs fois en passant ; c'est l'absence constante de tous les signes de l'infection cancéreuse ; ainsi : absence de l'altération du teint, des forces et de l'embonpoint ; absence de tumeurs cancéreuses superficielles, ganglionnaires, ou viscérales ; absence enfin de ce dépérissement caractéristique de l'intoxication carcinomateuse. Voilà donc des preuves suffisantes de la nature bénigne et purement locale de ce genre de tumeurs. Ce fait n'est nullement infirmé par les récidives que l'on observe quelquefois ; car la plupart du temps, elles ne tiennent qu'à la continuation de la maladie première , et cèdent ordinairement à l'ablation complète, si toutefois leur extirpation devient nécessaire.

Nous ferons avant tout observer que fort heureusement nous ne pouvons pas donner de détails précis sur la durée totale de cette maladie, vu que ce n'est que très exceptionnellement que les malades en meurent. Lorsqu'on opère, le mal ne revient ordinairement pas, et si par hasard il y a récidive , une seconde ou rarement une troisième opération amène une guérison complète ; et enfin la tumeur n'est pas étendue et ne renferme point de kystes , elle peut persister pendant toute la vie sans graves inconvénients. Nous ne pouvons par conséquent indiquer ici que la durée de la maladie avait présentée jusqu'au moment où les malades ont été soumises à notre observation , et , même en procédant ainsi , nous trouvons encore une marche bien plus lente que dans le cancer du sein. Les deux tiers de nos malades n'ont réclamé le secours de l'art que deux ans après le début apparent de leurs tumeurs, et il est même très probable que la première origine de ces engorgements remontait bien plus haut encore. Toutes les malades qui ont été opérées dans le courant de la première année, portaient des kystes au milieu des tissus hypertrophiés, et la simple accumulation d'un liquide rendait, comme partout ailleurs, compte de l'augmentation plus rapide de la tumeur, Lorsque cette complication n'existe pas , il est fréquent de voir le mal persister pendant quatre , cinq , six et dix ans sans qu'il augmente beaucoup. Quant aux nombreuses tumeurs que nous avons vu extirper , lorsqu'elles n'avaient encore que le volume d'une amande ou d'une noix , nous avons la conviction qu'on aurait pu les laisser pendant longtemps encore sans y toucher avec le bistouri, à en juger parce que nous avons observé dans les cas non opérés. Voici , du reste, ce tableau de la durée, allant , pour la plupart de ces femmes, jusqu'au moment de l'opération :

6 mois à 1 an.	6
1 an à 2 ans.	2
2 ans à 3 ans.	3
3 ans à 4 ans.	0
4 ans à 5 ans.	2
5 ans à 6 ans.	2
6 ans à 7 ans.	1
7 ans à 8 ans.	3
8 ans à 10 ans.	0
10 ans à 12 ans.	3
12 ans à 13 ans. , ...	1
	25

Le résultat de l'opération, que l'on pratique, à notre

avis , trop légèrement. lorsqu'il s'agit de tumeurs petites et concrètes , est bien autrement favorable que celui du cancer du sein. Parmi nos trente malades , quatre seulement n'ont point été opérées ; deux d'entre elles vivent encore et portent leur mal depuis longtemps sans que leur santé générale ait souffert; nous aurions pu augmenter ce nombre notablement si nous avions voulu nous fier aux souvenirs de notre pratique, mais nous avons préféré laisser de côté tous les cas sur lesquels nous n'avions pas de notes écrites. Deux fois nous avons trouvé une hypertrophie partielle de la mamelle comme mal accidentel chez des femmes qui avaient succombé au cancer, l'une à une affection cancéreuse du mésentère , et l'autre à un cancer du sein ; et , malgré cette coïncidence , nous n'avons pas trouvé un atôme de matière cancéreuse dans ces tumeurs hypertrophiques. Parmi les vingt-quatre femmes opérées, deux seulement sont mortes , l'une d'une pneumonie intercurrente , l'autre d'un érysipèle. Une seule opération a été pratiquée pour récidive. La récidive n'est pas extrêmement rare d'après les renseignements que nous avons recueillis auprès de notre ami M. Broca, qui a suivi un certain nombre de ces malades, et les a généralement fort judicieusement observées tant sous le rapport clinique que pour la détermination de la nature des parties enlevées par l'opération. Il a vu qu'une seconde opération amenait alors ordinairement la guérison complète. On comprend , du reste, très bien que, lorsqu'on a enlevé un lobe hypertrophié de la glande, un autre lobe puisse s'hypertrophier quelques années plus tard ; mais ce que l'on n'a jamais observé, et c'est là le point capital, ce sont des récidives accompagnées d'engorgements glandulaires et de signes d'infection.

En thèse générale, la marche de ces affections est donc lente et bénigne, et lors même que, par moments, elle paraît devenir plus rapide, on parvient le plus souvent à la ralentir de nouveau par l'usage des fondants et des anti-phlogistiques , à moins qu'il ne se soit formé des kystes dont le contenu , on le sait., ne se résorbe pas. Il arrive quelquefois , après une longue durée de dix et de douze ans, que la tumeur s'enflamme, que les téguments se prennent, et qu'alors il faut enlever la tumeur de peur que le mal local n'altère la santé par les souffrances , l'ulcé-ration et d'autres inconvénients ; mais ici encore l'obser-vateur attentif trouvera bien des caractères qui le garan-tiront contre une erreur de diagnostic.

C. *Causes.*

Les causes de l'hypertrophie partielle du sein sont fort obscures. Nous discuterons la valeur de celles auxquelles on a attribué une certaine importance.

1° *Age.* Nous avons pris l'âge de 27 femmes atteintes d'hypertrophie mammaire , et celui d'un grand nombre d'autres femmes atteintes de cancer du sein ; nous en avons déduit une moyenne pour chacune de ces deux affec-tions, et nous avons comparé. Nous avons vu que le cancer est rare avant l'âge de trente ans, tandis que l'hypertrophie partielle de la mamelle se rencontre souvent chez les jeunes femmes et même chez des jeunes personnes au dessous de l'âge de vingt ans ; mais on est allé évidemment trop loin en envisageant cette maladie comme propre aux jeunes femmes et à l'âge moyen de la vie. Voici quelques proportions tirées du tableau que nous allons communi-quer : un tiers des femmes avaient moins de trente ans, et sur ce nombre il s'en trouvait quatre qui n'avaient pas vingt-cinq ans. Un autre tiers avait de trente à quarante ans, et un dernier tiers de quarante à cinquante-cinq ans, mais en tout les 6/7 n'avaient pas dépassé quarante-cinq ans, et plus de la moitié était au dessous de trente-cinq ans. L'âge moyen que nous avons trouvé de cinquante ans pour le cancer de la mamelle , n'a été , pour l'hypertrophie de la mamelle , qu'un peu au dessus de trente-six ans (36 4/9). Voici du reste le tableau :

$$
\begin{array}{rr}
15 \text{ à } 20 \text{ ans.} & 1 \\
20 \text{ à } 25 \text{ ans.} & 3 \\
25 \text{ à } 30 \text{ ans.} & 5 \\
30 \text{ à } 35 \text{ ans.} & 6 \\
35 \text{ à } 40 \text{ ans.} & 4 \\
40 \text{ à } 45 \text{ ans.} & 5 \\
45 \text{ à } 50 \text{ ans.} & 2 \\
50 \text{ à } 55 \text{ ans.} & 2 \\
\hline
& 27
\end{array}
$$

2o *État des fonctions sexuelles.* Sir A. Cooper , dans sa description de la tumeur mammaire chronique, a prétendu que cette maladie affectait de préférence des personnes mal réglées ou des jeunes femmes stériles. Cependant un examen attentif de tout ce qui a rapport à ce point de la question, nous a démontré qu'il y avait là une étrange exagération. Les femmes soumises à notre observation étaient généralement bien réglées, et les variétés de la menstruation observées sur elles ne différaient en rien des variétés physiologiques de cette fonction. Quant à la stérilité, nous l'avons rencontrée dans une plus forte proportion. Sur onze femmes qui avaient passé l'âge de trente ans et qui étaient mariées depuis longtemps, nous avons trouvé cinq femmes stériles et six qui avaient eu de deux à six enfants.

3° *Santé antérieure.* Rien dans les antécédents des femmes soumises à notre observation, ne nous a paru souffrir une liaison de causalité avec leur affection mammaire. Absence d'influence scrofuleuse , syphilitique , tuberculeuse; absence, en un mot , de toute cause pathologique prédisposante.

Violence externe. **Nous** avons cherché ailleurs à démontrer que les preuves nous manquaient pour attribuer à un coup la production des cancers du sein, quoique, au fait, on comprenne que, chez une personne prédisposée, un coup porté sur le sein puisse devenir une cause occasionnelle du développement d'un cancer; mais, entre les choses possibles et les faits démontrés, il y a une diffé-rence énorme. Au contraire, pour l'étiologie de l'engorgement partiel de la mamelle, nous devons admettre les violences extérieures comme une cause réelle, car six fois nous avons pu suivre toute la filiation des phénomènes entre la violence externe et la tumeur; celle-ci avait paru à l'endroit même où le coup avait été porté, et cela au bout de quelques mois seulement, pendant lesquels il y avait d'abord eu gonflement avec ou sans ecchymose de la région contuse, puis des douleurs, et une induration, qui peu à peu avait diminué pour fixer plus tard de nouveau l'attention par l'existence de la tumeur. Voilà à quoi se résument toutes nos connaissances sur l'étiologie de cette maladie.

Rapport sur le travail précédent,
par M. Broca.

MESSIEURS,

Le mémoire de M. Lebert est digne du plus haut intérêt. C'est le premier travail complet qui ait été fait sur l'hypertrophie mammaire partielle. Sans doute , le sujet n'est pas entièrement neuf : depuis longtemps les auteurs avaient indiqué, sous le nom de fibreuses, fibrineuses , adénoïdes des tumeurs non cancéreuses de la mamelle; mais la nature de ces tumeurs était restée inconnue. Astley Cooper, qui les a assez bien décrites sous le nom de tumeurs mammaires chroniques, n'eut aucune idée exacte de leur structure. C'est M. Lebert qui , le premier, il y a sept ans, s'est douté de leur véritable organisation. Il les a décrites dans sa physiologie pathologique, en 1845. Déjà, à cette époque, il avait pu en indiquer les caractères anatomiques et la marche clinique ; mais quatre nouvelles années d'observations et de recherches lui permettent aujourd'hui de nous en donner une monographie assez complète.

Je devrais peut-être , messieurs, vous faire une analyse du travail de notre candidat; mais les idées de M. Lebert sont maintenant assez répandues pour que je puisse me dispenser de cette tâche, et épargner vos moments. Il me suffira de résumer en quelques mots les principaux traits de sa description.

Les tumeurs dont il s'agit sont dues purement et simplement à l'hypertrophie partielle d'un ou de plusieurs des éléments normaux de la glande ; voilà ce que démontre l'anatomie. Dès lors elles ne constituent qu'un accident complètement local ; quel que soit leur volume, jamais elles n'envahissent les parties environnantes , jamais elles n'infectent l'économie , jamais elles ne se transmettent par hérédité , jamais, lorsqu'on les enlève, elles ne se re-

produisent ailleurs que dans la région mammaire; les récidives, assez rares du reste, sont dues au développement
d'une partie de la glande qui était saine au moment de l'o-
pération et qui s'est plus tard hypertrophiée à son tour;
mais, quel que soit le nombre de récidives, le mal reste
toujours local et guérit tôt ou tard par une dernière opération.

Toutes ces conséquences peuvent se déduire de la seule
inspection anatomique; elles sont d'une rigueur absolue;
l'étude clinique est venue démontrer qu'elles sont exactes.

Certes, messieurs, l'anatomie pathologique n'avait pas
besoin de ce nouveau triomphe pour devenir et pour rester désormais la base de toute étude médicale sérieuse. Il
est bien peu de points de pathologie qui n'aient ressenti
son heureuse influence: mais aucune partie n'a subi de
modifications aussi profondes que ce dédale nosologique
qui portait le nom de tumeurs cancéreuses.

Toutes les tumeurs charnues chroniques qui s'ulcé-
raient, ou qui grossissaient, ou qui étaient douloureuses,
ou qui bravaient les emplâtres; tout ce qui récidivait ou
infectait l'économie, tout ce qui ne ressemblait à aucun
tissu normal, tout ce qui était inconnu : tout cela fut jeté
pêle-mêle dans un coin des cadres nosographiques, et
reçut le nom de cancer.

C'était, il faut l'avouer, une doctrine bien commode que
la doctrine classique du cancer pour les consciences chi-
rurgicales. Dans cet âge d'or de la chirurgie, il n'y avait
pas d'erreur de diagnostic possible. Quand on avait enlevé
une tumeur, on la fendait en deux sans aucune préoccu-
pation; et, si elle n'était pas cancéreuse, c'est parce
qu'elle avait l'intention de le devenir. S'il arrivait un
malheur, on le subissait avec calme. Que pouvait l'art
en effet contre une affection plus forte que la nature?

Mais si le malade guérissait bien , quelle satisfaction pour celui qui croyait l'avoir arraché à une mort certaine!

Il n'était pas facile de mettre un terme à ces illusions scientifiques. Il n'y a pas longtemps qu'on se permet de nier tout ce qui n'est pas démontré, et que la tradition a cessé d'avoir force de loi. Or, la tradition disait qu'une tumeur quelconque pouvait devenir cancéreuse : il fallait subir ce dogme sans examen. Il en fut ainsi jusqu'au moment où l'anatomie pathologique vint réclamer sa place légitime, et organiser ce chaos.

Un premier pas fut fait par J.-L. Petit, qui reconnut la nature essentiellement vasculaire de certaines tumeurs nommées depuis tumeurs érectiles. La chose n'était pas aussi facile à faire qu'on pourrait le croire aujourd'hui. Le fongus hématode de Hey et de Wardrop renferme encore des tumeurs érectiles et des tumeurs encéphaloïdes ; et Boyer lui-même rapproche des tumeurs fongueuses sanguines une observation d'encéphaloïde du tibia et du fé - mur, qu'il emprunta à Scarpa. Plus tard , Astley Cooper retira le testicule syphilitique de la classe des cancers. Everard Home prouva que le fameux squirrhe de la prostate n'était qu'un développement hypertrophique de la glande. Depuis lors, la connaissance de la matière tuberculeuse a permis de distinguer le sarcocèle tuberculeux du sarcocèle cancéreux, et tout récemment enfin M. Jarjavay a démontré que le fongus du testicule, trop longtemps pris pour un cancer, était d'une nature toute différente.

Comment a-t-on procédé dans tous les cas que je viens de rappeler? On a commencé par étudier la structure de ces tumeurs pseudo-cancéreuses , et, cette structure une fois connue, on a pu étudier d'une manière rationnelle les signes auxquels ces tumeurs donnaient lieu. C'est ainsi qu'ont été découverts des symptômes particuliers à chacune d'elle, symptômes jusqu'alors inaperçus, qui ont permis de porter sur le vivant un diagnostic exact. C'est là la seule voie scientifique, la seule marche raisonnable. Aussi les résultats qui précèdent sont-ils aujourd'hui universellement admis. Est-il personne, par exemple, qui confonde maintenant les tumeurs fongueuses sanguines avec les tumeurs encéphaloïdes, le testicule syphilitique avec le testicule cancéreux ?

Eh bien, messieurs, pour être logique, il faut, lorsqu'une méthode est démontrée excellente, en accepter courageusement toutes les conséquences. Chaque fois que deux tumeurs ne se composent pas des mêmes éléments, il faut admettre qu'elles ne sont pas de la même nature. Faire autrement, ce serait retomber dans les errements du passé.

Malheureusement pour le progrès, et ceci ne s'applique pas seulement aux questions scientifiques, il arrive un moment où le développement raisonné d'une idée attaque un ordre de choses ou une doctrine ; il arrive un moment où cette idée contredit les théories et renverse les traditions. C'est alors qu'en présence d'une révolution imminente, beaucoup d'esprits prudents et timides commencent à se défier du principe nouveau, et à nier des conséquences qu'ils admettaient d'abord avec empressement.

C'est ce qui est arrivé, en particulier, dans l'étude des tumeurs charnues. Toutes les différences de structure que dévoile un procédé anatomique quelconque sont la preuve d'autant de différences dans la nature de ces tumeurs. C'est là un point de départ acquis par l'expérience et démontré par le raisonnement. Il faut l'appliquer sans arrière pensée, advienne que pourra. Qu'importent les contradictions du moment, lorsque l'avenir est certain ?

Si je me suis permis des réflexions aussi générales, c'est parce que l'hypertrophie mammaire qui fait l'objet de ce rapport, est une de ces tumeurs calomniées que l'anatomie pathologique a retirée de la classe des cancers. Les tumeurs épithéliales, fibro-colloïdes, fibro-plastiques, ont eu le même sort ; et vous me pardonnerez sans doute, à l'occasion du travail de M. Lebert, de vous avoir rappelé les phases d'une révolution scientifique dont ce candidat a été le principal acteur.